COMO FAZER A DIETA CETOGÊNICA SEM PARAR DE COMER

QUEIMAR A GORDURA CORPORAL EM TRÊS SEMANAS DE FORMA SAUDÁVEL, A DIETA MAIS EFICAZ PARA PERDER PESO

Jessy M. Brown

Tabela de Conteúdos

Introdução: Dieta com baixo teor de carboidratos

Para ajudar com problemas de peso e para melhorar a saúde geral, muitas pessoas se voltam para a dieta. Na verdade, as estatísticas do governo mostram que, enquanto cerca de 65 por cento dos americanos estão acima do peso, 38 por cento estão fazendo algo a respeito.

E de acordo com uma pesquisa recente dos Institutos Nacionais de Saúde, cerca de um terço dos americanos com excesso de peso que estão tentando perder peso estão fazendo isso comendo menos carboidratos, em grande parte devido à crescente popularidade de dietas modernas, como a dieta de Atkins e a dieta de South Beach.

Embora tenha havido certamente outros planos de dieta com baixo teor de hidratos de carbono ou baixo teor de açúcar antes, e mais provável que surjam nos próximos anos, vamos dar uma olhada nos fundamentos por trás de muitos dos principais planos. E vamos dar uma olhada em como eles se encaixam no mundo real de hoje. Porque quando pôde ser grande reduzir seu índice do açúcar do corpo e ser mais saudável, não seria grande aprender como fazê-lo ao ser parte deste mundo fast-paced?

No mundo das mensagens instantâneas, a rápida interação na Internet e os já multifacetados e agitados horários diários, orçamento, planejamento, preparação e compras de alimentos são tópicos que podem se tornar grandes fontes de estresse e razões para o fracasso da dieta. As famílias de dupla renda e outros assalariados e diaristas superempregados já sofrem mais com sua parcela de estressores cotidianos, como medo de serem demitidos, seus empregos serem realocados ou demitidos, malabarismos com mais de um emprego, dependentes (tanto idosos quanto menores) e tentando financiar e conciliar a educação continuada em suas vidas, orçamentos e rotinas diárias.

As pessoas querem e precisam de soluções mais simples. E precisam de planos de dieta mais simples. Esqueça de gastar grandes somas de dinheiro em itens gourmet difíceis de encontrar. Esqueça de passar horas só para preparar as refeições. E esqueça de contar, medir e pesar os ingredientes.

Ou um plano de baixo carbono se encaixa na vida real ou não se encaixa. Vamos primeiro analisar alguns termos básicos e definições para ajudar a compreender a ciência por detrás dos planos de baixo teor de hidratos de carbono. Vamos ver quantos dos planos principais dos jogadores estão à altura da tarefa.

Observe que o conteúdo aqui não é apresentado por um médico e que todo o planejamento dietético deve ser feito sob a orientação de seus próprios médicos. Este conteúdo apresenta apenas uma visão geral da pesquisa com baixo teor de hidratos de carbono para fins educacionais e não substitui o aconselhamento médico de um médico profissional.

Tipos de carboidratos

Simplificando, existem dois tipos de hidratos de carbono, simples e complexos. Alguns se referem a eles como carboidratos ruins e bons, carboidratos de digestão rápida e lenta, e outros como possivelmente confusos. Aqui está o furo.

> ### *Hidratos de carbono simples*
-

Os alimentos com carboidratos simples ou refinados geralmente têm baixo teor de nutrientes e alto índice glicêmico. Eles são rapidamente digeridos e podem fazer com que o açúcar no sangue dispare e caia drasticamente em um curto período de tempo. A fim de manter o funcionamento do organismo mais saudável e estável, os conselheiros de saúde recomendam que estes tipos de alimentos sejam limitados.

Exemplos desses carboidratos simples são pão branco, batatas, bananas e doces como biscoitos, doces, muffins e bolos, e bebidas carbonatadas como os populares produtos de cola.

> ### *Hidratos de carbono complexos*

-

Alimentos com carboidratos complexos contêm muitos nutrientes e têm um índice glicêmico baixo a moderado. Um maior teor de fibras nestes alimentos significa uma digestão mais lenta, que é mais saudável para o corpo. E estes alimentos são considerados boas escolhas pelos conselheiros de saúde.

Exemplos destes hidratos de carbono complexos são os grãos integrais, a maioria das frutas e vegetais. As leguminosas, plantas da família das ervilhas ou dos feijões, pertencem igualmente a esta categoria.

> ***Qual deles é o melhor?***

Embora estudos como o da Universidade de Arkansas para Ciências Médicas, em janeiro de 2004, mostrem que dietas com baixo teor de carboidratos podem ajudar na perda de peso, os carboidratos devem ser do tipo complexo e de baixo índice glicêmico. Notável é que também não é necessário evitar totalmente os hidratos de carbono simples. Por outras palavras, um tratamento ocasional, com moderação (e aprovado pelo seu conselheiro dietético ou de acordo com o seu médico), deve ser bom.

Como nota lateral, os seus dentes também serão mais saudáveis sem a acumulação de cárie de açúcar dos alimentos simples com hidratos de carbono. Para que os sorrisos mais saudáveis brilhem com corpos mais saudáveis.

Outros conceitos que você deve conhecer

Aqui estão alguns outros termos que ajudam a explicar os problemas científicos e de saúde subjacentes às soluções de planeamento dietético com baixo teor de hidratos de carbono. Note que estas são apenas definições básicas e podem ser exploradas no seu tempo livre através de outros recursos para melhor definir as suas funções no sistema de saúde do corpo.

CALORIAS

Uma caloria é uma medida de calor. As calorias também se referem a uma medida da quantidade de energia que um corpo recebe dos alimentos. Simplificando, quanto mais calorias nos alimentos, mais energia é necessária para o corpo usar os nutrientes.

CARBOHYDRATE

Um hidrato de carbono é um dos três nutrientes principais que fornecem energia ao corpo. Os hidratos de carbono são compostos por açúcares simples ou cadeias de açúcares ligados entre si.

Exemplos de açúcares simples (hidratos de carbono simples) são sacarose ou açúcar de mesa, frutose ou açúcar de fruta, e lactose ou açúcar de leite. As cadeias ligadas de açúcar ou hidratos de carbono complexos encontrados nas plantas são muitas vezes chamados de amidos.

Exemplos de tipos de hidratos de carbono complexos digeríveis são a farinha de trigo ou a fécula de batata. Um exemplo indigesto é a celulose de aipo. Os hidratos de carbono são convertidos pelo corpo em açúcar e usados como energia. Os hidratos de carbono não utilizados são armazenados no corpo como gordura.

VERDE

A gordura é um dos três principais grupos de nutrientes que fornecem energia ao corpo. A gordura é obtida a partir de fontes de óleo animal ou vegetal. O corpo decompõe-se em gorduras mais simples e queima-as ou armazena-as no corpo.

FRUTOSE

A frutose é um açúcar derivado de plantas, especialmente milho, que é usado para adoçar produtos alimentares comerciais, como refrigerantes e outros alimentos preparados. Sua popularidade se espalhou pela primeira vez na década de 1970 e é frequentemente listada como "xarope de milho com alto teor de frutose".

GLUCOSA

A glucose é conhecida como açúcar no sangue. Todos os hidratos de carbono, sejam simples ou complexos, são convertidos pelo corpo em açúcar e o açúcar dentro da corrente sanguínea do corpo é assim. O nível de glicose no sangue é o principal estímulo para a secreção de insulina.

GLUCAGON

Glucagon é uma hormona produzida pelo pâncreas que estimula as células adiposas a converter as suas reservas em glucose e a libertá-las para consumo energético. O glucagon deve ser libertado para que o corpo liberte e elimine a gordura corporal. O pâncreas não pode liberar glucagon e insulina de forma eficiente e não liberará glucagon se os níveis de açúcar no sangue e insulina estiverem altos.

GLYCOGEN

O glicogênio é a principal forma de armazenamento de carboidratos em animais e é encontrado principalmente no fígado e tecido muscular. Ele é facilmente convertido em glicose conforme a necessidade do corpo para atender às suas necessidades de energia. Também chamado de amido animal.

INDEXO GLICÉMICO

O índice glicémico é uma medida da rapidez com que os alimentos individuais aumentam o nível de açúcar no sangue do seu corpo.

INSULINA

A insulina é um dos dois principais hormônios produzidos pelo pâncreas e o principal hormônio metabólico do organismo. Quando a glicose sanguínea aumenta, o pâncreas libera insulina para ajudar a transferir a glicose para as células para obter energia.

A insulina também ajuda a converter a glicose extra em tecido adiposo e ajuda a promover aminoácidos que são convertidos em proteínas e armazenados no músculo. No fígado, ajuda a armazenar a glicose extra como glicogénio. A insulina pode aumentar os níveis de colesterol e causar retenção de líquidos e sal, e fica na forma de quebrar a gordura armazenada. Falta de insulina adequada ou falta de insulina suficiente sensibilidade aos efeitos da insulina no corpo pode levar à diabetes.

RESISTÊNCIA À INSULINA

A resistência à insulina é uma condição que é alcançada quando o corpo não responde e processa adequadamente a insulina que libera. A resistência à insulina faz com que o pâncreas produza insulina em excesso. De acordo com o Dr. Michael e Dr. Mary Eades da Protein Power, a resistência à insulina causa pressão alta, níveis elevados de colesterol, doença arterial coronariana (doença cardíaca), obesidade, diabetes tipo II e uma série de outras doenças e distúrbios.

KETONAS

Quando o corpo decompõe a gordura por energia devido à falta de glicose suficiente para satisfazer as necessidades energéticas, combinada com o esgotamento do glicogénio no fígado, as cetonas são um tipo de resultado químico. O excesso de cetonas causa mau hálito e aparece na urina durante o teste de tira.

CETOSE

A cetose é o processo do corpo de queimar gordura armazenada para obter energia quando a glicose não está prontamente disponível. Um mecanismo de sobrevivência usado em tempos de fome.

É geralmente pensado que não é um bom estado a longo prazo para o organismo operar sobre ele. Quando a cetose ocorre em alguém que é vítima de fome, ou que não come alimentos por qualquer motivo, pode causar doenças graves e, eventualmente, a morte.

PROTEÍNA

A proteína é um dos três principais grupos de nutrientes que fornecem energia ao corpo. A proteína é feita de produtos animais e de soja e de alguns produtos vegetais, como leguminosas (feijão, amendoim e ervilha). Convertidos em aminoácidos pelo corpo durante a digestão e armazenados em células musculares como proteínas.

A SUCROSE

Outro nome para sacarose é açúcar de mesa; é derivado de plantas de cana de açúcar.

STAR

O amido é um tipo de açúcar encontrado em batatas, arroz branco, pães, bagels e outros alimentos.

TRANS GREASE

A gordura trans é um tipo de gordura processada que não é encontrada na natureza (também chamada de gordura/óleo hidrogenado ou parcialmente hidrogenado). É utilizado em produtos de padaria, como donuts, pães, bolachas, biscoitos, batatas fritas, biscoitos e muitos outros produtos alimentares transformados, como margarina e temperos para salada.

Um pouco de história: O início da dieta de "baixo teor de hidratos de carbono".

A terminologia "baixo-carboidrato" não foi realmente cunhada até cerca de 1992, quando o USDA anunciou que o modelo de pirâmide alimentar dos EUA incluía seis a onze porções diárias de grãos e amidos. No entanto, as dietas com baixo teor de hidratos de carbono remontam a mais de 100 anos antes da dieta moderna de Atkins, a 1864, com um folheto intitulado Letter on Corpulence escrito por William Banting, o mais próximo possível da primeira dieta comercial com baixo teor de hidratos de carbono disponível.

Banting sofreu uma série de problemas de saúde debilitantes, principalmente devido ao seu excesso de peso ou "corpulência". Ele procurou em vão por curas para o seu problema de peso, que muitos médicos na época acreditavam ser um efeito colateral necessário da velhice. Ele também tentou comer menos, mas continuou a ganhar peso e ter vários problemas de saúde. Ele não conseguia entender como as pequenas quantidades de comida que comia levavam ao seu problema de peso:

"Poucos homens têm levado uma vida mais ativa - física ou mentalmente - de uma ansiedade constitucional pela regularidade, precisão e ordem, durante cinqüenta anos de minha carreira empresarial, da qual eu havia me aposentado, de modo que minha corpulência e subsequente obesidade não se deviam ao descuido da atividade física necessária, nem por comer, beber ou complacência excessiva de qualquer tipo, exceto que eu tomava os alimentos simples de pão, leite, manteiga, cerveja, açúcar e batatas com mais liberdade do que minha idade exigia.... de mim.

Muitos americanos contemporâneos em movimento podem reconhecer a dieta diária insalubre de Banting:

"Minha velha mesa de dieta era pão e leite para o café da manhã, ou uma caneca de chá com muito leite, açúcar e torradas com manteiga; carne, cerveja, muito pão (que eu sempre gostei muito) e pastelaria para o jantar, almoço de chá semelhante ao café da manhã, e geralmente um bolo de frutas ou pão e leite para o jantar. Eu tinha pouco conforto e muito menos sono profundo."

Basta substituir um bolo, donut ou muffin por café e muito creme e açúcar para o café da manhã, um hambúrguer de fast-food e batatas fritas com um refrigerante grande para o almoço e um bolo congelado ou pizza para o jantar seguido de sobremesa e você verá como a dieta de Banting era tão semelhante à dos americanos de hoje.

Quando seu médico colocou esses itens em uma "Lista de Alimentos Proibidos", Banting perdeu 50 libras e 13 polegadas em um ano. Ele ficou longe, vivendo uma vida longa e muito mais saudável.

O seu novo plano de dieta consistia numa série de pratos de carne e listou-os da seguinte forma:

"Para o café da manhã, às 9:00 da manhã, tomo de cinco a seis onças de cordeiro, rins, peixe assado, bacon ou carne fria de qualquer tipo, exceto carne suína ou bovina; uma grande xícara de chá ou café (sem leite ou açúcar), um pequeno biscoito, ou uma onça de pão torrado seco; fazendo juntos seis onças de sólido, nove onças de líquido.

Para o jantar, às 14:00 horâs, 5 ou 6 onças de qualquer peixe excepto salmão, arenque,

ou enguias, qualquer carne excepto de porco ou vitela, qualquer vegetal excepto batata, pastinaca, beterraba, nabo ou cenoura, uma onça de pão torrado seco, fruta de um pudim que não adoça nenhum tipo de aves ou caça, e dois ou três copos de bom claret, xerez ou Madeira, ou champanhe, porto e cerveja proibidos; fazendo juntos dez a doze onças sólidas e dez onças fluidas.

Para o chá, às 18:00 horas, duas ou três onças de fruta cozida, uma ou duas bolachas, e uma xícara de chá sem leite ou açúcar; fazendo duas a quatro onças sólidas, nove líquidas.

Para o jantar, às 21:00. Três ou quatro

onças de carne ou peixe, semelhante a um jantar, com um copo ou dois de clarinete ou xerez e água; fazendo quatro onças sólidas e sete líquidas.

Para o copo, se necessário, um copo de grogue (gin, whisky ou brandy, sem açúcar), ou um ou dois copos de claret ou xerez".

Tão grandes foram as mudanças em sua aparência e saúde que seus amigos e conhecidos começaram a notar e assim como hoje eles queriam saber que dieta ele estava seguindo. O mais importante de tudo é que Banting podia sentir e ver a diferença por si mesmo.

"Todos os que me conhecem me dizem que minha aparência pessoal melhorou muito e que pareço ter o selo de boa saúde; isso pode ser uma questão de opinião ou um comentário amigável, mas posso dizer honestamente que me sinto restaurado à saúde, "corporal e mentalmente", que pareço ter mais força e vigor muscular, que como e bebo com bom apetite e que durmo bem. Todos os sintomas de azia, indigestão e azia (com os quais eu era frequentemente atormentado) desapareceram. Deixei de utilizar ganchos de arranque, e outras ajudas como estas, que eram indispensáveis, mas que agora são capazes de se curvar facilmente e livremente, são desnecessárias. Perdi a sensação de desmaio ocasional, e o que eu acho que é uma bênção e uma consolação notável, é que pude deixar as joelheiras, que necessariamente usei durante muitos anos, e que abandonei o curativo umbilical.

Seu livro sobre dieta tornou-se muito popular e foi traduzido para vários idiomas. No entanto, acabou por ser abandonado.

Banting salientou na Carta de Corpulência que um paradoxo comum de saúde do nosso tempo não existia no seu. Esse era o paradoxo da obesidade, amplamente considerada um problema de excesso, entre os pobres. Os pobres do século XIX não podiam pagar os alimentos açucarados refinados que causam ganho de peso. Mas os pobres do século XXI podem fazê-lo hoje.

Em um recente artigo da Associated Press intitulado "Paradoxo da Saúde: a obesidade ataca os pobres", o repórter observou que muitas famílias pobres estão aumentando seus orçamentos de alimentos comprando alimentos processados e refinados insalubres. De uma família que Barbassa escreveu,

"Durante o inverno, os empregos são

escassos, por isso Caballero alimenta seu marido e três filhos com a comida mais barata que pode conseguir: batatas, pão, tortilhas.... Como é processado.

os alimentos ricos em açúcar e gordura tornaram-se mais baratos do que os frutos e vegetais, os pobres, em particular, estão a pagar um preço elevado, com taxas de obesidade a aumentar, seguidos da diabetes.

Infelizmente para a família Caballero, estes grampos baratos são maus para a sua saúde. Carne fresca, frutas e vegetais com baixo teor de amido podem ser mais caros e ter uma vida útil mais curta, mas definitivamente valem o preço em despesas médicas poupadas e melhor saúde.

Ao longo dos anos, à medida que as

"calorias" se tornaram conhecidas, as variações nas contagens de calorias foram incluídas nas soluções dietéticas. E uma variedade de outros tópicos foram explorados, tais como quantos dos alimentos devem ser consumidos e com que frequência.

Como a dieta Banting finalmente caiu em desuso, as dietas de baixo teor de carboidratos começaram a reaparecer no século XX. As mais famosas são as dietas de Atkins e Scarsdale que se tornaram populares nos anos 70. Quando Scarsdale tiver uma planta da refeição de 14 dias que deva ser seguida e severamente restringir calories, a dieta de Atkins permitiu a entrada ilimitada do calorie contanto que aqueles calories vierem da proteína, da gordura e dos vegetais e a entrada do hidrato de carbono foi mantida baixa.

Atkins e Scarsdale caíram em desuso na década de 1980, quando o Departamento de Agricultura dos EUA incentivou o consumo de grãos e produtos de grãos com a pirâmide alimentar do USDA.

Foi apenas na década de 1990 que começámos a ver um regresso às dietas de baixo teor de hidratos de carbono que parecem ser mais do que apenas uma moda. É um estilo de vida! À medida que mais e mais pessoas percebem a perda de peso e outros benefícios de saúde que estão disponíveis para as pessoas que comem baixos carboidratos, o número de dietas e lojas que vendem produtos especiais de baixo carboidrato continua a aumentar.

Em suma, a maioria das dietas de baixo teor de hidratos de carbono tem a mesma premissa básica: que o excesso de hidratos de carbono simples e refinados leva à produção excessiva de insulina, levando ao armazenamento de muita gordura no corpo. Este armazenamento de gordura é especialmente proeminente ao redor do meio.

Embora existam graus de diferença entre as muitas dietas, todas elas concordam com os efeitos negativos que o excesso de produção de insulina tem nos nossos sistemas.

Insulina, qual é a sua função?

Há três unidades básicas que o corpo usa para a energia:

> Gordura
> Proteína
> Hidratos de carbono

Os três podem ser convertidos em glicose no sangue. No entanto, enquanto as gorduras e proteínas são convertidas lentamente, os hidratos de carbono são convertidos rapidamente causando picos rápidos nos níveis de açúcar no sangue no corpo. Estes picos nos níveis de açúcar no sangue fazem com que o pâncreas crie e libere insulina até que o nível de açúcar no sangue retorne ao normal.

Entretanto, a insulina, uma hormona produzida no pâncreas que reduz os níveis de glicose no nosso sangue, é libertada para o sangue assim que o organismo detecta que os níveis de açúcar no sangue subiram acima do seu nível óptimo.

A insulina é um hormônio muito eficiente que opera os sistemas de armazenamento de combustível do corpo. Se houver excesso de açúcar ou gordura na insulina no sangue, ele dirá ao corpo para armazená-la nas células de gordura do corpo. A insulina também diz a essas células para não liberar sua gordura armazenada, tornando essa gordura indisponível para o corpo usar para energia.

Como essa gordura armazenada não pode ser liberada para uso como energia, a insulina impede efetivamente a perda de peso. Mais elevados os níveis do insulin do corpo, mais eficazmente impedirá que as pilhas gordas libertem suas lojas, e mais duro será perder o peso. De acordo com muitas autoridades, a longo prazo, níveis elevados de insulina podem levar à resistência à insulina e causar problemas de saúde graves, como os enumerados abaixo:

1. Aumento dos níveis de insulina e da resistência à insulina
2. Diminuição do metabolismo levando ao ganho de peso
3. Aumento do tecido adiposo e redução do tecido muscular
4. Envelhecimento acelerado
5. Aumento das alergias e intolerâncias alimentares
6. Sistema imunitário sobrecarregado
7. Aumento do risco de doenças cardíacas, obesidade, diabetes e câncer

Os hidratos de carbono, especialmente os hidratos de carbono simples como o açúcar e o amido, tornam-se rapidamente sacarose através do corpo e entram na corrente sanguínea mais rapidamente, causando a libertação de grandes quantidades de insulina. Quanto menos carboidratos você comer, menos insulina seu corpo produz e menos calorias você armazena como gordura. Menos armazenamento de gordura significa menos ganho de peso e menos carboidratos consumidos significa menos insulina no sangue e no corpo que usa suas reservas de gordura como combustível.

A premissa por trás de cada plano de dieta low-carb é que um corpo que produz menos insulina queima mais gordura do que um corpo que produz muita insulina. Alguns planos encorajam um período de ingestão de hidratos de carbono extremamente baixo para que o corpo entre num estado de cetose e queime depósitos de gordura mais rapidamente.

Estes são geralmente chamados de períodos de indução. A duração do controlo extremo dos hidratos de carbono varia entre sete dias e o tempo que demora a atingir o seu peso ideal. Após este período de dieta extremamente baixa em carboidratos, os níveis de manutenção da ingestão de carboidratos são seguidos para evitar o ganho de peso. A quantidade de hidratos de carbono que pode comer com segurança dependerá do seu sistema corporal único. E você provavelmente terá que experimentar para descobrir qual o nível de ingestão de carboidratos é melhor para você.

Não importa qual seja a sua ingestão de hidratos de carbono, será inferior ao normal e ainda eliminará a farinha branca e produtos florais brancos e alguns outros alimentos açucarados e amiláceos. É por isso que estes planos de dieta são conhecidos como estilos de vida com baixo teor de hidratos de carbono.

O sucesso do baixo teor de carboidratos requer que você esteja disposto a parar de consumir carboidratos simples a longo prazo.

Agora, aqui está uma lista dos planos e livros mais populares da dieta low-carb e um resumo de suas necessidades.

14 Dietas mais populares e eficazes: dieta de Atkins

Talvez a mais conhecida de todas as dietas com baixo teor de hidratos de carbono seja a dieta de Atkins. Criada pelo Dr. Robert Atkins na década de 1970, a dieta de Atkins é considerada por alguns como o plano de dieta de baixo teor de carboidratos mais extremo.

Dr. Atkins acreditava que quase toda a obesidade é causada pela produção de insulina hiperativa e não por excesso de peso. Ele acreditava que o excesso de alimentos poderia ser causado pela dependência de carboidratos e que a maioria das pessoas com excesso de peso realmente comia menos do que suas contrapartes magras. No entanto, eles anseiam e comem carboidratos, o que aumenta seus níveis de insulina e suprime a queima de gordura.

Dr. Atkins é um defensor da queima de gordura cetogênica, que é alcançada comendo menos de 40 gramas de carboidratos por dia. Ele aconselha seus seguidores a comprar tiras-teste para que eles possam medir a quantidade de cetonas em sua urina diariamente e confirmar que eles estão em um estado constante de cetose. Também recomenda o uso de suplementos dietéticos para ajudar a equilibrar a nutrição e os sistemas do corpo.

A dieta de Atkins é dividida em quatro fases: a dieta de indução, a dieta de perda de peso contínuo, a dieta de pré-manutenção e, finalmente, a dieta de manutenção ao longo da vida.

A dieta de indução é muito rigorosa em termos de eliminação de hidratos de carbono (20 gramas ou menos por dia), mas generosa em termos de quantidade de gordura e proteína. Note-se que os vegetais com baixo teor de amido são a fonte recomendada de hidratos de carbono. Esta fase da dieta dura 14 dias e é seguida pela dieta de Perda Contínua de Peso (OWL).

A fase OWL permite a reintrodução de alguns bons hidratos de carbono, mas os níveis permanecem abaixo de 40 gramas por dia. Os Dieters ficam em OWL até atingirem o seu peso ideal. Uma vez atingido o peso ideal, os dieters seguem para a dieta Pré-Manutenção, onde experimentam reintroduzir alguns bons hidratos de carbono até descobrirem o seu nível de tolerância aos mesmos (o número total de gramas de hidratos de carbono que podem consumir num dia e não ganhar peso).

Quando os dietas entendem a quantidade de carboidratos que podem consumir e manter seu peso ideal, eles entram no programa de manutenção vitalícia. Aqui eles continuarão a evitar açúcar, alimentos processados, farinha branca e óleos e gorduras hidrogenados.

A dieta de Atkins oferece uma série de alimentos aprovados e há lojas Atkins em muitas áreas que vendem produtos compatíveis com a dieta.

➢ *A Dieta dos Adictos a Carboidratos*

Rachael e Richard Heller introduziram o termo "viciado em hidratos de carbono" no seu livro de 1993 The Carbohydrates Addict's Diet.

A idéia é que algumas pessoas são viciadas em carboidratos, assim como os alcoólatras são viciados em álcool e os viciados em drogas são viciados em drogas. Esse vício causa fortes desejos, resistência à insulina e ganho de peso.

A Dra. Rachael Heller desenvolveu a dieta para eliminar sua própria obesidade e manteve sua dramática perda de peso por mais de vinte anos quando o primeiro livro foi escrito. Heller's acredita que o desequilíbrio de insulina causado pelos carboidratos faz com que o corpo anseie por mais alimentos e interfere na liberação de serotonina, o que indicaria que o corpo está cheio. Isto leva a um excesso de comida e ganho de peso.

Heller's recomenda que o viciado em carboidratos limite sua ingestão de carboidratos a uma "refeição de recompensa", coma três vezes ao dia e evite lanches até que a pessoa esteja fora da fase de perda de peso da dieta.

Além do plano de dieta, Heller também cobre gatilhos psicológicos que podem fazer com que os viciados em carboidratos se viciem em carboidratos e ganhem peso. Dieters são encorajados a identificar os estímulos emocionais pessoais e como evitar esses estímulos para ajudar a perder peso.

Uma das teorias mais importantes desta dieta é que o excesso de peso não é culpa da pessoa obesa. Porquê? Porque a biologia da pessoa e o poder viciante dos hidratos de carbono está a trabalhar contra eles.

Como todos os outros planos de baixo

teor de hidratos de carbono, a Heller recomenda que se evitem os alimentos processados e muitos tipos de açúcar. No entanto, eles também afirmam que alguns hidratos de carbono amiláceos devem ser consumidos com refeições compensatórias, se desejado, de modo que a dieta é mais provável que siga a dieta a longo prazo.

Heller acredita que a dependência de carboidratos é tratada a longo prazo com boa nutrição e uma dieta adequada, mas nunca é curada e os viciados em carboidratos devem estar atentos para evitar o ganho de peso futuro e a compulsão alimentar com carboidratos.

> ***A Dieta de Hampton***

O Dr. Fred Pescatore, antigo Director Médico Associado do Instituto Atkins, desenvolveu a Dieta de Hampton. Esta dieta é uma mistura de conceitos de dieta pobre em hidratos de carbono e os conceitos mais saudáveis da dieta mediterrânica. Incentiva o consumo liberal de gorduras monoinsaturadas para ajudar a perder peso e prevenir doenças como o cancro, as doenças cardíacas e a diabetes. Tudo isso está descrito em The Hampton's Diet, publicado em maio de 2004.

Seu livro inclui um plano de refeição de trinta dias, receitas gourmet e informações sobre o óleo de macadâmia australiano, que ele incentiva dieters para usar abundantemente. Ele sugere o uso de azeite de oliva virgem especial prensado a frio se você não pode pagar o óleo de macadâmia que ele considera o melhor para a sua saúde.

Há um grande número de receitas, mas a maioria delas usa ingredientes caros e são bastante gourmet. Chefs de classe mundial e proprietários de restaurantes contribuíram com muitas das receitas do livro para suas próprias criações bem sucedidas de baixo teor de carboidratos, apreciadas por clientes de todo o mundo.

Devido à afiliação do Dr. Pescatore com o Dr. Atkins, sua dieta é fortemente influenciada pela dieta de Atkins. Os principais pontos de diferença parecem ser uma maior ênfase em frutas e legumes, o uso de gorduras mais saudáveis, como o óleo de macadâmia, e a sugestão de que toda a pele e gordura seja removida da carne antes de cozinhar.

Este plano tem muitas das mesmas características que o Atkins, mas com receitas saborosas e planos de refeições de 30 dias e mais de 100 receitas.

Escrito por Rick Gallop, ex-presidente da The Heart and Stroke Foundation of Ontario, The Glycemic Index (GI) Diet declara: "Se você pode entender um semáforo, você vai entender esta dieta.

Galloping divide os alimentos em três grupos com base em seu índice glicêmico, ou seja, a rapidez com que eles causam aumento nos níveis de açúcar no sangue. Separe os alimentos em verde claro, amarelo claro e vermelho claro. A glicose é ajustada a um nível IG de 100 e todos os outros alimentos são comparados a ela. Os alimentos com luz vermelha devem ser evitados, os alimentos com luz amarela são evitados durante a fase inicial de perda de peso e consumidos ocasionalmente durante a fase de manutenção contínua e os alimentos com luz verde devem constituir sempre a base da sua dieta.

Não há necessidade de comprar alimentos especiais. Basta descobrir onde seus alimentos favoritos se encaixam no plano, comer verde, tentar um pouco de amarelo e evitar o vermelho. É isso mesmo. Galopar diz que os dieters devem esperar perder uma a duas libras por a semana e não necessitam começar em uma dieta do choque. Embora esta seja uma dieta pobre em carboidratos, não é tão rica em proteínas como a maioria das outras dietas e encoraja dietas para reduzir gorduras, bem como carboidratos. Também estimula o exercício físico durante 30 minutos por dia e três refeições equilibradas que incluem hidratos de carbono, proteínas e gorduras.

De acordo com Gallop, os seguidores da dieta GI devem considerá-la uma mudança de estilo de vida à qual aderirão para o resto de suas vidas, não uma dieta. Mas não é fácil. Por exemplo, considere esta lista de "alimentos com luz vermelha" e escreva todos os "bons alimentos":

- Feijão cozido com carne de porco Feijão frito Bebidas alcoólicas Bebidas alcoólicas Refrigerantes regulares Bagels
- Croissants Baguettes Biscoitos de Bolo Bolachas de Milho
- Pãezinhos ingleses Pãezinhos de hambúrguer Pãezinhos de cachorro quente Pãezinhos Kaiser Rolos de panquecas Panquecas Panquecas Waffles
- Pizza
- Preenchimento Regular de Barras de Granola
- Tortillas Pão branco Millet
- Arroz branco Arroz instantâneo Bolos de arroz Cereais frios
- Creme de Trigo Granola
- Semolina de milho Muesli

- Croutons Instant Avena Ketchup Ketchup Molho tártaro Molho tártaro Leite de Queijo Chocolate Cheese Cottage Cream

- Sorvete de queijo Sorvete Leite integral/2% Iogurte creme azedo

- Manteiga Óleo de coco

- Manteiga de Margarina Dura

- Óleo de palma Manteiga de amendoim

- Molho de salada regular Óleos tropicais

- Manteiga vegetal Cantaloupe

- Datas

- Melão melão melão melão ameixas

- Melancia com passas

- Frutas enlatadas em calda Todas as frutas secas Compota de maçã Açúcar Todas as bebidas de fruta

- Suco de ameixa Sorbet Bologna Bratwurst Ovos regulares

- Hambúrgueres de carne moída com 20% de gordura
- Hotdogs Pastrami Carne processada Bacon regular
- Enchidos Salsichas Rolos de Sushi
- Toda a massa enlatada Gnocchi de cuscuz
- Macarrão com queijo e macarrão
- Massas alimentícias recheadas com molhos de carne ou queijo Alfredo
- Molhos com açúcar gelatina
- Batatas fritas Batatas fritas doces Batatas fritas

> ***NeanderThin***

Ray Audette, o autor de NeanderThin, promove sua dieta como uma forma de "comer como um homem das cavernas para um corpo magro, forte e saudável.

Na tenra idade de 33 anos, Audette sofria de artrite reumatóide e diabetes. Depois de ouvir dos médicos que sua condição era tratável, mas não curável, Audette decidiu realizar uma pesquisa nutricional para encontrar uma cura melhor.

Sua pesquisa o levou a adotar uma dieta "paleolítica" de caçadores-coletores, como a que nossos ancestrais humanos comeram antes de se estabelecerem em sociedades agrárias. Dentro de uma semana, seus níveis de açúcar no sangue eram normais e após um mês ela tinha perdido 25 libras, sua dor artrítica foi aliviada e ela notou uma melhora no tônus muscular.

De acordo com Audette, nossos ancestrais paleolíticos eram muito mais saudáveis e viviam mais do que nossos ancestrais agrários neolíticos. Ele afirma que o homem neolítico era mais curto, tinha menos saúde dentária e era mais propenso à obesidade do que o homem paleolítico. As mulheres também começaram a menstruar mais cedo e a ter mais filhos juntos, o que levou a um aumento da população que encorajou ainda mais os estilos de vida agrários.

Sugere que o homem moderno deve tornar-se um caçador-recolector moderno, eliminando os alimentos que necessitam de intervenção humana para serem comestíveis. Estes alimentos incluem leite, grãos, feijões, batatas, álcool e açúcar. Os grãos incluem todo o trigo, milho, arroz, aveia, cevada e centeio. Ele também subscreve a teoria de que esses carboidratos produzem desejos e adverte que, se consumidos, eles causarão possível compulsão alimentar.

A regra geral de Audette é que se uma fruta ou vegetal é não processado cru comestível, então é seguro na dieta NeanderThin. Explique que muitos legumes, como as batatas, são realmente venenosos se não forem adequadamente armazenados e tratados com fungicidas. Além disso, encoraja o consumo de frutas quando estão na estação e limita a ingestão de frutas de inverno para ajudar o corpo a queimar a gordura armazenada.

Ele dá os Dez Mandamentos. Estão condensados:

Comer: carnes e peixes, frutas, legumes, nozes e sementes, bagas Não comer: grãos, feijões, batatas, laticínios e açúcar.

> ***O Poder da Proteína***

Drs. Michael e Mary Eades, co-autores de The Protein Power LifePlan, têm opiniões semelhantes às de Audette e também acreditam que os problemas de saúde modernos são causados pela nossa dieta moderna que é pesado em grãos e alimentos processados (Note que o Dr. Michael Eades até escreveu a introdução ao NeanderThin de Audette).

As Eades oferecem uma pirâmide alimentar que é a pirâmide do USDA de cabeça para baixo, de modo que a proteína forma a base, vegetais e frutas formam o centro, e grãos integrais formam a ponta da pirâmide.

Além de basear sua dieta em alta proteína e baixa ingestão de grãos, Eades também incentivar o exercício físico regular e modificar o bronzeamento regular sem protetor solar para ajudar o corpo a produzir as vitaminas necessárias e regular os sistemas do corpo. Eles também recomendam tomar um suplemento completo de multivitaminas e minerais diariamente.

Os dietas devem identificar suas necessidades mínimas de proteína por refeição, por altura, peso e sexo. Cada refeição deve incluir pelo menos a quantidade de proteína e proteína que deve ser consumida em cada refeição. Dieters deve eliminar as gorduras ruins, que incluem óleo de milho, óleos vegetais de cozinha, margarina, encurtamento vegetal, e todos os óleos parcialmente hidrogenados.

A dieta pode ser seguida em fases que permitem uma transição rápida para um baixo teor de hidratos de carbono e uma perda de peso acelerada. A primeira fase é chamada de Intervenção e a ingestão de hidratos de carbono é limitada a 7 a 10 gramas por refeição. A segunda fase é denominada nível de transição e deve ser concluída durante vários meses. A este nível, são permitidas até 15 gramas líquidas de hidratos de carbono por refeição. Na fase final de manutenção, até 30 gramas de hidratos de carbono podem ser consumidos em cada refeição. Além disso, eles oferecem opções de alimentos e planos para 3 tipos de dietas com baixo teor de carboidratos: Puristas, Hedonistas e Dilettantes.

Os puristas procuram replicar um estilo paleolítico de comer no mundo moderno e dependerão fortemente das proteínas animais e evitarão todos os produtos lácteos, álcool, cafeína, legumes, açúcares (exceto mel), alimentos processados, cereais e produtos que os contenham. Além disso, comerão frutas e vegetais frescos e orgânicos e produtos de carne natural ou de caça.

Aos hedonistas é permitida a maior

liberdade de acção na dieta. Eles
simplesmente precisam consumir
proteínas suficientes, manter os
carboidratos dentro dos limites
estabelecidos para cada refeição,
consumir muita água e gorduras boas, e
tomar suplementos de potássio e
magnésio.

Os Dilettantes caminham no meio do
caminho entre estes dois extremos.
Continuam a evitar o trigo, o milho, o
painço, o centeio e os produtos obtidos a
partir das suas farinhas. No entanto, são
permitidos carboidratos dentro das
diretrizes diárias, alguns açúcares naturais
e produtos lácteos orgânicos.

> ### *Princípio de Schwarzbein*
-

A Dra. Diana Schwarzbein é a
endocrinologista das estrelas. O médico

escolhido por Suzanne Somers, Larry Hagman e muitos outros, Schwarzbein incentiva testes extensivos para desequilíbrios hormonais e, em seguida, sugere vários programas de dieta e exercícios e reposição hormonal seletiva para tratar qualquer deficiência.

Os princípios da dieta do Dr. Schwarzbein estão definidos no Princípio de Schwarzbein, o seu plano de 5 passos para uma saúde óptima.

O primeiro passo do programa é a Nutrição Saudável e existem dez regras básicas:

1. nunca mais saltar uma refeição

2. Coma comida verdadeira, não processada

3. Comer refeições equilibradas

4. Escolha uma proteína como principal nutriente na sua refeição

5. Adicione algumas gorduras saudáveis

6. Adicionar hidratos de carbono reais

7. Adicione vegetais sem amido

8. Comer lanches

9. Coma alimentos sólidos

10. Beba água suficiente

O segundo passo no programa é a gestão do stress:

1. fazer da inatividade uma prática diária

2. Ponha sua vida em perspectiva

3. ficar em cima dos sinais de estresse

4. Dormir o suficiente

Terceiro, evitar todos os produtos químicos tóxicos, incluindo:

1. nicotina

2. Álcool

3. Açúcar refinado

4. Edulcorantes artificiais

5. Drogas ilícitas

6. Glutamato monossódico, aditivos e conservantes

7. Falsas graxas e bloqueadores de graxa

8. Cafeína

9. Certos medicamentos sujeitos a receita médica

Em quarto lugar, praticar exercícios cardiovasculares, de resistência e de flexibilidade/relaxamento.

E, finalmente, o quinto passo para a saúde ideal é tomar a terapia de reposição hormonal conforme necessário.

> ### *Somersizing*
-

Suzanne Somers introduziu pela primeira vez "Somersizing" em Suzanne Somers Eat Great, Lose Weight em 1992. Somersizing é uma forma de comer na qual você corta açúcar e "alimentos funky" e come muitas gorduras, proteínas e bons carboidratos, como legumes e frutas. Os alimentos devem ser combinados de certas maneiras para que o corpo os digira facilmente. Pessoas que fazem dieta Somersize em dois passos, o primeiro (Nível Um) para perder peso e induzir o "derretimento" de gordura e o segundo (Nível Dois) para a manutenção contínua do seu peso ideal.

Somers separa os alimentos em quatro grupos alimentares de tamanho Somersizing: Proteínas/Gorduras, Vegetais, Carboidratos e Frutas. Ela sugere que a fruta seja comida com o estômago vazio. As proteínas/gorduras incluem carne, prato, ovos, óleos naturais, manteiga, creme e queijo. Os vegetais incluem vegetais frescos com baixo teor de amido. Carbos abrange pães integrais, massas e cereais, e produtos lácteos sem gordura.

Lista "Sete Passos Fáceis para Somersizing":

1. Elimine toda a comida funky.

2. Frutas do Leste sozinhas, com o estômago vazio: 20 minutos antes de uma refeição Carbos, 1 hora antes de uma refeição Pro/Fats e pelo menos 2 horas

antes da última refeição do dia.

3. Coma Pro/Gordura com Legumes.

4. Coma hidratos de carbono com vegetais.

5. Mantenha Pro/Fats e Carbos separados.

6. Espere 3 horas entre as refeições se mudar de Pro/Fats para Carbos ou vice-versa.

7. Coma pelo menos 3 refeições por dia e não salte nenhuma. Funky Foods incluem:

Açúcar branco Açúcar mascavado Açúcar bruto Xarope de milho Melaço Melaço Xarope de ácer Mel Beterraba Cenouras

- Bananas Abóbora Abóbora Milho Abóbora Acorn-fed Squash

- Batatas Batatas Pastinagas Squashes
- Batata doce Farinha branca Arroz branco
- Inhames
- Abóbora Hubbard Abóbora Abacate Coco
- Fígado
- Leite magro Leite gordo Leite integral de nozes inteiras
- Azeitonas Cerveja de Soja
- Cafeína Chá Cafeína Coca-Cacau Soda
- Café
- Vinho de Álcool Duro

Todos os alimentos da lista Funky Foods devem ser evitados durante a primeira fase da dieta (Nível 1), mas alguns podem ser reintroduzidos com moderação durante a fase de manutenção (Nível 2). A Somers vende sua própria marca de adoçante artificial chamada "SomerSweet". Todos os seus livros incluem receitas para refeições, snacks e sobremesas.

-

Desenvolvida pelo Dr. Arthur Agatston, a Dieta de South Beach se promove como uma forma de ensinar os dietas a comer os carboidratos e gorduras certos. A dieta tem três fases. Na primeira dieta banir carboidratos mau desejos e induzir rápida perda de peso. Na segunda fase, alguns tipos de carboidratos são reintroduzidos e a perda de peso é mais lenta. A fase final é a fase "Dieta para a Vida". Esta é a dieta da manutenção e será seguida para o resto da vida da pessoa que faz a dieta. Se a qualquer momento o dieter começar a ganhar peso indesejado, então ele simplesmente passa pelas fases de indução e pré-manutenção novamente.

A primeira fase enfatiza a proteína de fontes de carne de alta qualidade com muitos vegetais frescos e saladas com molho de azeite real. Pão, arroz, massas, batatas, produtos panificados, leite e queijo de soja, iogurte, beterraba, cenoura, milho e todas as frutas são proibidos na fase de indução de 14 dias. Isso inclui todos os doces, bolos, sorvetes e açúcar, além de carnes que são curadas com açúcar ou melaço.

A dieta estimula três refeições por dia com um lanche no meio da manhã e um lanche no meio da tarde.

Há também um plano de refeições diárias. Este plano inclui um controlo rigoroso das parcelas na fase de indução. Um exemplo de um lanche diário são 20 amendoins. E 30 pistácios é outra opção de sanduíche.

Ao contrário de Atkins, a ingestão ilimitada de proteínas não é recomendada ou permitida nesta dieta. No entanto, durante os últimos estágios da dieta, alguns dos controles rígidos da porção terminam e os dietas podem comer até ficarem saciados.

Alguns dos alimentos proibidos podem ser reintroduzidos lentamente, por vezes de forma modificada, na segunda fase da dieta. A segunda fase dura até que o peso alvo do dieter seja atingido. No entanto, os produtos de farinha branca, batatas, milho, cenouras, beterraba e frutos doces como bananas e ananases continuam a ser proibidos.

Depois que os dieters atingem seu peso ideal, eles passam para a sua dieta vitalícia ou dieta de manutenção.

Nesta fase os alimentos proibidos são alimentos processados, produtos de farinha branca, frutas doces e alimentos com alto índice glicêmico em geral.

Durante o período de indução de 14 dias, o Dr. Agatston prevê uma perda de peso entre 8 e 13 libras, sendo a gordura abdominal a primeira a desaparecer. Na segunda fase, o dieter deve continuar a perder 1 a 2 libras por semana, desde que não seja ultrapassado com a reintrodução de carboidratos.

> ***Caçador sortudo!***

Na Sugar Busters! dieters cortar açúcar para reduzir a gordura. Esta dieta foi criada por um grupo de médicos e pelo CEO de um negócio da New Orleans

Fortune 500 que percebeu que os alimentos com baixo teor de gordura estão cheios de açúcar e que é o açúcar nos alimentos que produz uma resposta negativa à insulina e leva ao ganho de peso.

Eles enfatizam o desfrute de bons alimentos e evitam certos alimentos proibidos, como o açúcar processado e os produtos de grãos refinados. O açúcar não é proibido, mas o consumo de horas extras de açúcar deve ser significativamente reduzido, e dietas devem começar a reconhecer produtos com açúcares escondidos. A combinação certa de alimentos para ajudar a prevenir o ganho de peso também é enfatizada.

Este plano elimina batatas, milho, farinha branca, arroz branco, pão refinado, cereais mais frios, beterraba, cenoura, açúcar refinado, xarope de milho, melaço, mel, colas açucaradas e cerveja.

Os autores também recomendam comer frutas sozinhos e comer frutas inteiras o máximo possível. Eles permitem três refeições, dois lanches e uma sobremesa sem açúcar, mas a ênfase está em ser capaz de controlar porções de alimentos, semelhante ao que se encaixa confortavelmente em um prato de tamanho normal.

A dieta começa com um plano de dieta de 14 dias e inclui um planejador de refeições. Dieters são aconselhados a comer carboidratos ricos em fibra e baixos em amido que têm um índice glicêmico mais baixo. Os autores também encorajam o consumo de carnes magras e bem cortadas para proteínas. Eles estimam que você irá consumir cerca de 30% de proteína, 40% de carboidratos e

30% de óleos monoinsaturados e outras gorduras.

> ## ➢ *A Zona*

Criada pelo Dr. Barry Sears, The Zone incentiva o consumo equilibrado de carboidratos e proteínas. O Dr. Sears sugere que você divida seu prato em três seções, uma para proteína e duas para frutas e vegetais por refeição. Isso resulta em 30% de proteína, 40% de carboidratos e 30% de gordura. Para cada refeição, a porção de proteína deve ser aproximadamente do tamanho do seu punho firmemente cerrado. A porção de hidratos de carbono deve ter o tamanho de dois punhos cerrados e a porção de gordura adicionada deve ser aproximadamente o volume do seu polegar.

A Zona tem tudo a ver com a medição e controlo de porções de alimentos. Outra ferramenta que os diâmetros na Zona podem usar para medir alimentos é o "bloco". Cada adulto tem direito a pelo menos 11 blocos por dia e o tamanho adequado da porção de alimento afetará a quantidade de alimento por volume que um dieter realmente consome a cada dia.

Este plano não permite porções ilimitadas de proteínas ou comer até que esteja saciado. Assim que as porções de comida da sua Zona tiverem desaparecido, a sua comida estará pronta.

As regras básicas da Zona são:

1. Coma uma refeição Zone dentro de uma hora após acordar todos os dias.

2. Coma uma refeição equilibrada da Zona cada vez que comer (proteínas, hidratos de carbono, gordura).

3. Come cinco vezes por dia, três refeições, dois lanches.

4. Nunca passes mais de cinco horas sem comer uma refeição local.

5. Coma mais frutas e legumes e pão, massas, grãos e amidos.

6. Bebe 64 onças de água por dia.

7. Se você cometer um erro em uma refeição, faça sua próxima refeição amigável para a área.

Embora os alimentos não sejam proibidos na dieta da Zona, certos carboidratos desfavoráveis devem ser evitados ou, se ingeridos, não constituem mais de 25 por cento de qualquer alimento ou lanche. Os hidratos de carbono desfavoráveis são os suspeitos habituais: farinha branca, batatas, açúcar, arroz branco, sumos, refrigerantes, álcool, bananas, uvas, cenouras, milho e bebidas com cafeína. O Dr. Sears acredita que estes alimentos não só aumentam a produção de insulina, como também podem causar desequilíbrios hormonais e inflamação dos tecidos do corpo, levando a doenças e problemas de saúde em geral.

A dieta da Zona também inclui alimentos embalados, como barras nutricionais, bebidas, produtos de panificação e suplementos nutricionais. Mas tenha cuidado, a barra de nutrição Zone contém xarope de milho de alta frutose, mas de acordo com o site, é um tipo muito "alta qualidade" que tem um índice glicêmico mais lento do que o tipo comum, ea proteína na barra ajuda a atrasar ainda mais a resposta de insulina. Use com extremo cuidado.

> ***Slim para sempre***

Antes de começar a exaltar as virtudes do óleo de macadâmia australiano, o Dr. Fred Pescatore escreveu o livro Thin For Good: The Only Low-Carbohydrate Diet That Will Finalmente Work for You. Este plano explora a ligação mente-corpo na perda de peso duradoura e inclui planos para homens e mulheres, bem como um plano de dieta com baixo teor de hidratos de carbono para vegetarianos.

Em Thin For Good, o Dr. Pescatore apresenta "The Onze Emotional Levels of Food" que são:

1 Raiva: muitas vezes se sente no início de uma nova dieta, ou nós mesmos por ganhar peso; mas isso é bom porque é motivador.

2 Frustração: pode ser o resultado de olhar para o sucesso dos outros e compará-lo com a nossa aparente falta de sucesso; mas cuidado - esta é uma emoção negativa e muitas vezes a que faz as pessoas desistirem.

3 Tristeza: intimamente ligada à autopiedade ou ao luto pelas velhas formas de vida e de alimentação.

4 Medo: esta emoção é muitas vezes muito difícil de deixar ir e geralmente aparece ao mesmo tempo que os primeiros sucessos na perda de peso (Posso manter esta dieta para o resto da minha vida?)

5 Compreensão: você deve trabalhar

através das primeiras 4 emoções para chegar a este ponto mais positivo quando você começa a entender quais são seus maus hábitos alimentares e aceitá-los.

6 Trepidação: descrita como nervosismo, nervosismo e suspeita; a dúvida que pode surgir quando você começa a ver os resultados de sua dieta.

7 Inveja: uma emoção prejudicial que surge quando comparada a outras

8 Aborrecimento: esta emoção pode matar uma dieta; adicione alguma variedade às suas refeições de acordo com o seu plano de dieta.

9 Alívio: o início das emoções positivas a serem desfrutadas 10 Alegria: vem depois de ter alcançado resultados reais;

tente não sabotá-la com pensamentos negativos

11 Conteúdo: a emoção final experimentada uma vez que as pessoas percebem seus objetivos de perda de peso.

Juntamente com vários exercícios para ajudá-lo a lidar com as suas emoções, o Dr. Pescatore sugere receitas alimentares de baixo teor de hidratos de carbono que, segundo ele, podem ajudá-lo a sentir-se melhor ao lidar com estas emoções.

Ele sugere "Mente sobre Calorias" como um conceito para abraçar porque vai ajudá-lo a manter o peso para sempre. Ele revela que este conceito o ajudou uma vez que perdeu peso e o ajudou a mantê-lo. A mente sobre calorias é sobre o treinamento de si mesmo para não desejar alimentos açucarados e de mau gosto com carboidratos que vão arruinar a sua vida.

Ele também inclui sugestões de suplementos dietéticos para homens e mulheres, alimentos para evitar se você está em uma dieta restrita por leveduras, tem problemas hormonais ou tireoidianos, e mais de 40 páginas de receitas.

Uma vantagem adicional é a pirâmide Thin For Good Food, que tem proteínas e gorduras no corpo.

> ***O plano de resgate e recuperação de baixo teor de carboidratos de 7 dias***

Este livro foi escrito pelos Drs. Rachel e Richard Heller e é promovido como o livro para qualquer pessoa com uma dieta baixa em carboidratos em qualquer plano que precise de ajuda para voltar aos trilhos - agora mesmo.

Este é o livro para a pessoa que deixou um feriado, um feriado ou uma má escolha de alimentos em espiral em uma crise ou que são desencorajados porque chegaram a um platô de perda de peso indesejado.

Os médicos oferecem um plano de refeições de 7 dias para o ajudar a voltar ao normal, bem como dicas para reduzir os seus desejos de hidratos de carbono, lidar com sabotadores e identificar hidratos de carbono e açúcares escondidos.

Primeiro, os Hellers explicam que as pessoas com excesso de peso e aquelas com dentes doces são fisiologicamente diferentes das pessoas naturalmente magras e precisam parar de se culpar por seus problemas de peso. Compreender o que o seu corpo precisa - e o que você precisa evitar - para perder peso só vai ajudá-lo a alcançar seus objetivos mais cedo.

O plano de dieta de 7 dias que eles propõem ajuda a reequilibrar os níveis de insulina, reduzir os desejos e colocar o corpo de volta no modo de queima de gordura. Uma vez feito isso, você pode retornar ao seu plano de baixo carboidrato com novos insights sobre como evitar os perigos mais comuns. Existem 7 passos, que são adicionados um a cada dia. Eles são:

1. Adicione uma proteína de baixo teor de hidratos de carbono a cada refeição e lanche

2. Adicione vegetais e/ou saladas com baixo teor de hidratos de carbono ao almoço, jantar e lanches.

3. Inclua uma boa porção de proteína pobre em carboidratos, vegetais e/ou saladas em relação aos alimentos ricos em carboidratos que você pode estar comendo.

4. Coma toda a sua proteína de baixo-carboidrato, vegetais e saladas antes de comer a sua refeição de alto-carboidrato.

5. Coma apenas lanches com baixo teor de hidratos de carbono. Guarde alimentos ricos em hidratos de carbono para as refeições.

6. Coma apenas alimentos com baixo teor de hidratos de carbono em todos os lanches e em uma única refeição.

7. Coma apenas alimentos com baixo teor de hidratos de carbono em todos os lanches e em duas refeições.

Depois de completar com sucesso estes passos durante 7 dias, pode voltar ao plano de baixo teor de hidratos de carbono da sua escolha. Também sugerem que evite substitutos do açúcar como os que se encontram na dieta: caudas para o ajudar a manter-se no seu plano de dieta.

Além disso, todas as pessoas com baixo teor de hidratos de carbono são encorajadas a comer os hidratos de carbono nas suas refeições. Desta forma, eles são primeiro preenchidos com proteínas e os mais baixos hidratos de carbono com amido. Finalmente, você pode comer a maior quantidade de amido e hidratos de carbono no seu prato. Isto ajudar-lhe-á encher acima e comer menos dos alimentos que podem lhe causar problemas. Além disso, quando os alimentos ricos em carboidratos chegarem ao seu corpo, eles estarão tão ocupados quebrando as proteínas e fibras que você comeu que você digerirá mais lentamente os carboidratos ruins que você consumiu.

> ***Viver com baixa ingestão de hidratos de carbono***

Escrito por Fran McCullough, autor de The Low-Carb Cookbook, o longo subtítulo deste livro promete ensinar "tudo o que os dietas precisam saber para alcançar um sucesso duradouro, incluindo: estratégias para controlar o beber pesado e os desejos, lidar com o aumento repentino de peso e armas metabólicas secretas".

Este livro é um suplemento para a dieta de baixo teor de hidratos de carbono da sua escolha e destina-se a dar-lhe dicas e truques para tornar o caminho para o sucesso com baixo teor de hidratos de carbono mais suave e muito menos montanhoso.

Este volume contém fontes de pão pobre em hidratos de carbono e outros produtos e como fazer com que os vegetais tenham o mesmo sabor que a massa. Há também umas pontas para os vários utensílios da cozinha que podem fazer sua vida mais fácil e sugestões para armazenar uma despensa low-carbohydrate.

McCullough também oferece sugestões para uma alimentação pobre em hidratos de carbono num estilo de vida muito activo. Por exemplo, há dicas para acampar ou fazer mochila na Europa. Existem também sugestões para gerir os seus desejos de hidratos de carbono com substitutos de baixo teor de hidratos de carbono.

Por exemplo, dê uma receita simples para uma pizza sem crosta e peles de batata. Há até mesmo uma sugestão de um substituto de sorvete que incorpora laticínios e frutas.

Embora McCullough revise muitos dos conceitos básicos da dieta pobre em carboidratos no início deste livro, ele principalmente dá dicas, truques e receitas. Não olhes aqui para o básico da dieta.

Dicas práticas para o sucesso

Dieta não é fácil. Se fosse, provavelmente seríamos todos magros. Desde que nós não somos, aqui estão algumas pontas que os povos bem sucedidos usam para perder o peso assim que outros podem beneficiar também.

- **Conselhos práticos: BEBIDO 8 A 10 VASES DE ÁGUA POR DIA**

Para muita gente, isto é um grande problema. A água não sabe tão bem em geral porque a água não "sabe" a nada. Beber água 8 a 10 vezes por dia é mais fácil quanto mais se faz. É simplesmente uma questão de condicionar o seu paladar, e a si próprio, para o tornar mais fácil de fazer.

Assim que começares, vais começar a desejar água.

Para começar, você deve beber um copo de água pela manhã, logo pela manhã, antes de comer. Este é provavelmente o copo mais fácil de beber durante todo o dia e irá ajudá-lo a lembrar-se de beber água durante todo o dia. Melhor ainda, porque não beber dois copos?

Se você realmente não suporta o sabor da água, tente usar um jarro ou filtro purificador de água. Você também pode adicionar algumas gotas de limão ou limão à sua água, mas sem açúcar ou adoçante. O gelo também ajuda.

Confira também as águas saborosas do mercado. Fica atento aos aditivos.

- ***Conselhos práticos:*
*DESAYUNAR***

Não faltes ao pequeno-almoço. Se precisares de ir para a cama um pouco mais cedo para te levantares 20 minutos mais cedo todas as manhãs, faz isso! O pequeno-almoço é muito importante para a sua boa saúde e controlo de peso. Segundo a Dra. Barbara Rolls, professora de nutrição da Penn State University, "Seu metabolismo diminui enquanto você dorme, e não acelera até que você coma novamente.

Comer o pequeno almoço não é somente bom para a perda total do peso, mas ajudar-lhe-á permanecer na trilha direita com sua dieta o descanso do dia. É mais provável que você se sinta atraído por algo doce e pelo grupo "pão" se não tomar café da manhã.

Você pode sempre manter um par de ovos cozidos na geladeira ou uma pequena fruta com alto teor de fibra e baixo teor de amido. Se você planeja comer frutas durante todo o dia, o café da manhã é o momento perfeito para isso.

- ***Conselhos práticos: Coma pelo menos 3 refeições e 2 refeições por dia.***

Este pode ser um dos ajustes mais difíceis de fazer. Afinal, estás ocupado! Já tens um prato cheio. Quando você tem tempo para se preocupar em encher seu prato com refeições mais frequentes?

Tal como o pequeno-almoço aumenta o seu metabolismo, também o faz comer mais vezes. Isto também o ajudará a reduzir a ingestão de carboidratos maus, certificando-se de que os seus lanches são planeados e ocorrem regularmente ao longo do dia.

Na realidade, é necessário apenas um investimento mínimo de tempo de planeamento na mercearia e em casa todas as manhãs antes de sair todos os dias para fazer algumas escolhas alimentares saudáveis e preparar alguns snacks e refeições saudáveis. Para sugestões, basta ver a lista de lanches e aperitivos abaixo.

- ***Conselhos práticos: AVOID WHITE FOODS***

Esta é uma maneira fácil de lembrar o que não se deve comer. Se for feito de açúcar, farinha, batatas, arroz ou milho, diga não. Lembrar esta regra de ouro tornará mais fácil reconhecer estes bolos de arroz como um lanche insalubre e rico em carboidratos.

Procure sempre frutas e legumes coloridos para substituir os brancos. Compre brócolos, alface, pimentos, feijão verde e ervilhas, arroz integral com moderação, vegetais de folhas verdes como couve e espinafre, maçãs, melões, laranjas e uvas.

Estes alimentos não são apenas coloridos, mas também ricos em fibras, nutrientes e antioxidantes importantes. Comer frutas e vegetais coloridos adicionará variedade à sua dieta, bem como benefícios adicionais para a saúde.

- **Conselhos práticos: Coma os seus legumes**

É tão fácil usar uma dieta pobre em carboidratos como desculpa para uma má nutrição. Resista a esta tentação. Se o único vegetal que comeu nos últimos 5 anos foi a batata, agora é uma boa altura para começar a experimentar outros vegetais. Isto é importante para a sua saúde geral e para evitar alguns efeitos colaterais desagradáveis de não obter fibras suficientes em sua dieta.

Se te esforçares o suficiente, vais encontrar vegetais que vais gostar de comer. Experimente com legumes grelhados e cozinhe com manteiga de verdade para dar sabor. Também é possível pesquisar novas receitas na Internet ou em livros de receitas.

Lembre-se, se você estiver comendo apenas 40 gramas de carboidratos por dia ou menos, duas xícaras de saladas verdes contêm apenas cerca de 5 gramas de carboidratos. Não tens desculpa para não comeres os teus vegetais.

- ***Conselhos práticos: PREPARE O SEU PRÓPRIO ALIMENTO COMO MUITO POSSÍVEL***

Embora cada vez mais restaurantes ofereçam pratos com baixo teor de hidratos de carbono, muitos deles ainda não são a melhor escolha. Há muitas receitas para um rápido

e refeições fáceis que podes preparar em casa. Tente fazer isto o mais frequentemente possível.

Se você cozinhar seus próprios

alimentos, você sabe exatamente o que o conteúdo é e pode controlar melhor o açúcar oculto e alimentos processados de outra forma.

Outra vantagem é a economia de custos a longo prazo. Mesmo se você tiver que ir ao supermercado mais frequentemente, você vai economizar uma quantidade significativa por refeição, em vez de comer em restaurantes e estabelecimentos de fast food.

Também será mais fácil manter sua dieta com suas próprias seleções de alimentos frescos favoritos na mão.

- ***Conselhos práticos: INVESTIMENTO EM UM BOM CONJUNTO DE CÉLULAS DE ARMAZENAMENTO DE ALIMENTOS***

Ter à mão recipientes de armazenamento de alimentos de vários tamanhos tornará o planeamento das suas refeições e snacks muito mais fácil. Quando você compra nozes, frutas e legumes a granel, você pode simplesmente prepará-los, separá-los e armazená-los para uso fácil mais tarde.

Por exemplo, você pode pré-cortar maçãs e lanches por vários dias. Basta cortá-los, enxaguá-los com sumo de ananás ou de limão e guardá-los. Este será um lanche rápido e fácil para mais tarde.

Prepara o teu almoço e leva-o contigo para o trabalho. Melhor ainda, prepare o seu almoço e duas sanduíches para o trabalho.

Além de tudo o que foi discutido acima, comer proteína ajuda a queimar mais calorias. Jeff Hample, Ph.D., R.D., um porta-voz da American Dietetic Association diz: "A proteína é composta principalmente de aminoácidos, que são mais difíceis para o seu corpo quebrar, então você queima mais calorias para se livrar deles.

Basta pensar - comer um snack rico em proteínas pode ajudá-lo a perder peso. Que tal algumas fatias de peru ou presunto ou um pouco de queijo ralado?

Comer proteínas também o ajudará a sentir-se cheio, por isso é menos provável que anseie por um lanche insalubre.

- **_Conselhos práticos: BEBER UM VIDRO DE ÁGUA DEPOIS DE CADA BOCADILLO_**

Isso o ajudará a beber de 8 a 10 copos de água por dia, mas também pode ter outros benefícios. Você já teve fome depois de comer um punhado ou uma porção normal de nozes? Tenta beber água mais tarde. A água irá ajudá-lo a sentir-se cheio e evitará a complacência excessiva.

Beber água depois de um lanche também ajuda a tirar o sabor da boca e pode ajudar a refrear o seu desejo de mais.

- **Conselhos práticos: Coma lentamente e alegre-se com a comida**

Você se sentirá mais completo e satisfeito se tiver tempo para saborear sua comida e mastigá-la mais lentamente. Não se habitue a comer em pé ou em jejum. Senta-te e mastiga.

Comer mais devagar irá ajudá-lo a desfrutar mais da sua comida, prestar atenção ao que está realmente a comer e ter uma melhor ideia de quando está cheia.

- **Conselhos práticos: Coma as maiores refeições precocemente e o menor no último.**

Vai sentir-se melhor e perder peso mais depressa se tomar um pequeno-almoço grande e um jantar mais pequeno. Você também pode querer comer a maioria dos seus carboidratos no início do dia, guardando uma salada e proteína de carne magra para o jantar.

Comer refeições maiores durante a parte do dia em que você está mais ativo vai ajudá-lo a se sentir cheio durante todo o dia e reduzir os desejos insalubres de lanches.

- ***Conselhos práticos: CONSIDER SALMON ou HORSE MEAL FOR BREAKFAST***

Sim, isto pode parecer estranho, mas é uma forma de trabalhar com ácidos gordos ómega-3 que são bons para si e adicionam alguma variedade à sua dieta diária. Depois de alguns meses você pode se cansar de comer ovos e bacon para o café da manhã. A substituição do peixe dar-lhe-á as proteínas e óleos de peixe saudáveis de que necessita.

Você pode experimentar salmão ou cavala em croquetes para um substituto mais saudável da salsicha. Ou podes comer o salmão frio que sobrou na manhã seguinte com molho de endro.

- ***Conselhos práticos: UTILIZAR OS CAIXAS LECHUGA NO LOCAL DE BREAD***

Este conselho pode parecer um pouco estranho no início, mas se você tentar, provavelmente vai adorar. Em vez de comer pães e pães com seus sanduíches e hambúrgueres, por que não experimentar folhas de alface?

Você pode fazer um cheeseburger duplo com cebolas, picles e tomates embrulhados em uma folha inteira de alface. Ou podes fazer sanduíches com alface em vez de tortilha e pão.

Isto irá ajudar a aumentar a sua boa ingestão de carboidratos e fibras, dando-lhe mais variedade na sua dieta.

- ***Conselhos práticos: Coma uma Sobremesa FRUTIDA***

Ok, todos nós queremos uma pequena sobremesa um dia, mas porque é que também tens a tua sobremesa e a tua dieta baixa em hidratos de carbono? Porque não experimentas queijo com fatias de fruta ou bagas?

Melhor ainda, porque não experimentar o creme de bagas? Podes sequer experimentar ananases doces ou morangos com queijo cottage?

As bagas são doces e ricas em fibras e nutrientes e os produtos lácteos são ricos em proteínas. Se o seu plano de baixo teor de hidratos de carbono o permitir, esta é uma alternativa doce e saborosa às sobremesas mais açucaradas.

Um benefício adicional é que a proteína nos produtos lácteos e a fibra na fruta fresca tornarão estas sobremesas mais cheias.

- ***Conselhos práticos: obtenha a sua FRUTURA FRANCESA SEM EXPRESSÃO DE EXPRESSÃO***

O sumo de fruta pode ser muito tentador como substituto dos refrigerantes, mas quão saudável é o sumo de fruta? Se você ler os rótulos, você logo perceberá que em muitos dos sucos comerciais disponíveis em seu supermercado local há muito pouco suco de frutas.

O que você vai encontrar é muita água com açúcar e outros ingredientes. Por que não pular o suco e comer um pedaço de fruta fresca? Não só a fruta fresca contém menos açúcar do que o sumo, como a fruta fresca tem fibra que é boa para si e que o ajudará a sentir-se mais cheio durante mais tempo.

- ***Conselhos práticos: SER CAROSO DE REPRESENTAÇÃO DE ALIMENTOS***

Novos batidos e barras de substituição de refeição chegam ao mercado quase todos os dias. Estes batidos e barras podem ser considerados saudáveis, mas quase toda a gente, incluindo as barras Zone Perfect, contém óleo hidrogenado e adoçantes.

Por isso, tem cuidado. As barras, em especial, só podem ser ligeiramente mais saudáveis do que uma barra de chocolate Snickers. Ocasionalmente, eles podem não ser tão ruins para você, mas como regra geral, você provavelmente não quer entrar em um batido de leite ou uma barra de substituição de refeição todos os dias.

- **Conselhos práticos: SE VERDADEIRO BOM SER**

VERDADEIRO, NÃO SERÁ PROBABILIDADE.

Donuts e muffins com baixo teor de hidratos de carbono? Você pode encontrar esses produtos pré-embalados com rótulos de baixo teor de carboidratos em sua mercearia de bairro e em muitas lojas de estilo de vida com baixo teor de carboidratos. Isso não significa que devas ter o hábito de os comer.

Embora os bolos de baixo teor de hidratos de carbono possam ser tentadores, lembre-se que ainda contêm todos os hidratos de carbono suspeitos habituais: açúcar ou um substituto de açúcar e farinha.

Eles podem ser mais saudáveis do que os muffins típicos como um tratamento ocasional, mas lembre-se de seguir as

dicas básicas para continuar o sucesso
com baixo teor de carboidratos.

• *Conselhos práticos:*
SUPERMARKET

É mais fácil manter o seu estilo de vida
com baixo teor de carbono se aprender o
fio condutor em todos os designs de
mercearias: os alimentos saudáveis estão
nos corredores perimetrais.

Pense nisso, quando você vai ao
supermercado, todas as coisas saudáveis,
frutas, legumes, carnes e laticínios são
organizados em torno das paredes das
lojas.

Raramente é necessário entrar no
corredor central das poucas lojas que
armazenam manteiga e queijo no centro,

perto de alimentos congelados. Para a maioria dos alimentos de que necessita para a sua dieta pobre em hidratos de carbono pode ser encontrada no perímetro da mercearia.

Treine-se para começar por uma extremidade do corredor exterior e trabalhar à sua maneira. Será muito mais fácil evitar os desejos de hidratos de carbono e encher o seu cesto com artigos saudáveis se o fizer.

- ***Conselhos práticos: INVESTIMENTO EM BOAS LIVRAS DE COZINHA***

Não sabes o que comer? Ele precisa de variedade na sua dieta? Procura um livro de receitas. Claro que nem todas as receitas de um livro de receitas são de baixo teor de hidratos de carbono, mas vai ficar espantado com a quantidade de receitas de baixo teor de hidratos de carbono que pode encontrar no seu livro de receitas padrão da Betty Crocker.

Os livros de receitas são excelentes ferramentas de referência que muitas vezes contêm dicas práticas para comprar cortes de carne e preparar carnes, frutas e vegetais de maneiras novas e excitantes.

Além disso, os novos livros de receitas com baixo teor de hidratos de carbono estão sempre no mercado. Então não se esqueça de aproveitar esses recursos para tentar algo novo, diferente e delicioso.

- ***Conselhos práticos: TAKE A GOOD MULTIVITAMINIC***

Nem todos podemos acertar sempre. Mesmo o liquidificador de alimentos mais consciente pode perder algumas vitaminas saudáveis, minerais e oligoelementos em suas dietas. Para se certificar de que obtém tudo o que precisa, considere tomar um bom multivitamínico.

Consulte primeiro o seu médico para obter recomendações e você deve ser testado quanto à anemia para ver se precisa de uma vitamina com ferro. No entanto, quanto mais tempo você comer baixo teor de carboidratos e mais carne vermelha você comer, menos anemia será um problema e você será capaz de tomar vitaminas com menos ferro.

O teu sucesso depende inteiramente de ti. Assumindo que é um indivíduo saudável, o seu corpo fará a sua parte. Basta lembrar de manter o plano de dieta de baixo teor de hidratos de carbono que é certo para você e adicionar alguma variedade às suas refeições para ajudá-lo a permanecer fiel à sua saúde e metas de perda de peso.

Receitas e ideias para refeições

Um dos desafios das dietas com baixo teor de hidratos de carbono é que é muitas vezes difícil encontrar opções de lanches apetitosos e baratos. Isto é especialmente verdadeiro se você tem um orçamento limitado e não pode ter recursos para comprar alimentos pré-embalados especiais. Outro obstáculo à preparação de snacks e refeições com baixo teor de hidratos de carbono é encontrar ingredientes que sejam apetitosos e que não o deixem aborrecido após alguns dias.

Os dietas com baixo teor de hidratos de carbono precisam de ser criativos nas suas escolhas alimentares. É fácil concentrar-se em alimentos que não são permitidos. Com demasiada frequência, os

alimentos que não são permitidos
parecem ser o nosso principal alvo. No
entanto, existem muitas possibilidades
para fast food e lanches na frente dos
nossos olhos se pensarmos neles de forma
criativa.

Certos alimentos são adequados para
lanchar e também como base para uma
refeição saudável. Por exemplo, frango. O
peito de frango pode ser grelhado e
comido com vários vegetais com baixo
teor de amido e alta fibra para um jantar
nutritivo. Peitos de frango fatiados a frio
também podem ser um apetitoso lanche
de corrida. Aqui estão algumas idéias para
refeições rápidas e lanches de take-away.

Certifique-se de que as suas selecções
são compatíveis com o plano de baixo teor
de hidratos de carbono da sua escolha e
que são permitidas na fase de
planeamento. Desfrute destes alimentos

sozinha como lanche ou como parte de
um prato principal:

Aperitivos e aperitivos

✓ UVAS PARA QUEIJO EM TIRAS DE MAÇÃS

✓ FRUTA SECA ATUM ENLATADO ATUM ENLATADO FRANGO ENLATADO

✓ PROSCUITTO DE CAMARÃO COM MOLHO DE COCKTAIL

✓ ORANGES

✓ PAUS DE AIPO E MANTEIGA DE AMENDOIM EDAMAME (SOJA)

✓ HUMMUS DE GRÃO-DE-BICO

✓ OVOS COZIDOS IOGURTE COM BAIXO TEOR DE GORDURA

✓ MOLHO DE MAÇÃ SEM AÇÚCAR, LEITE MAGRO E MAGRO

✓ CENOURAS FATIADAS PERU CEREJA TOMATES

✓ PEPINO COM MOLHO SEM AÇÚCAR / PIMENTÃO CONGELADO FATIADO

✓ ROSBIFE ASSADO FRÍO
✓ SARDINHAS CONCHAS DE PORCO CECINA OSTRAS CECINA BACON STRIPS

DIVERSÃO FRUTESCA

✓ 1 ½ xícaras (chá) de suco de morango ou morangos esmagados
✓ ½ xícara de suco de laranja
✓ ¼ xícara de suco de toranja
✓ 1 colher de sopa de sumo de limão
✓ 1½ copos de água engarrafada (ou da torneira)
✓ 1 lb. uvas brancas congeladas (sem sementes)

Misturar todo o conteúdo num jarro grande, excepto uvas. Use uvas congeladas como cubos de gelo; despeje e sirva.

DELÍCIA SABOROSA DE TOMATE

✓ 2 xícaras de suco de tomate ou vegetal 2 colheres de sopa de suco de limão

✓ 1 colher de chá de molho Worcestershire

✓ ½ colher de chá de rábano

✓ Um par de gotas do nosso molho picante favorito.

Bandeja para cubos de gelo cheia de água, polvilhada com gotas de sumo de limão em cada ranhura para cubos de gelo

Coloque a bandeja de cubos de gelo no freezer para assentar e fazer cubos de gelo com sabor a limão. Combine todos os outros ingredientes num jarro. Mexa e sirva sobre cubos de gelo de limão.

TRATAMENTO COM GELATINA BATIDA

✓ 1 pacote de gelatina sem açúcar, sua variedade favorita 2/3 xícara de água fervente

✓ 2 xícaras de cubos de gelo

✓ 1 tigela de cobertura chicoteada congelada, descongelada Porcas favoritas a gosto

Dissolva a gelatina em água fervente. Despeje na tigela de mistura. Adicione cubos de gelo e mexa até que os ingredientes engrossem. Remova todos os pedaços de gelo restantes.

Misture com as natas batidas e mexa vigorosamente até ficar homogêneo. Sirva com uma colher nos pratos. Decore com as suas nozes favoritas por cima.

✓ Font color=#38B0DE>-=½=- Orgulhosamente Presentes

- ✓ 1 colher de chá de canela
- ✓ Tradução: Equipa PT-Subs
Sincronização: Equipa PT-Subs
Visitem-nos: ½
- ✓ ¼ xícara de açúcar mascavo
- ✓ TASTY PECANS

Aquecer o forno a 350 graus. Pecans assados 10 minutos.

Em uma tigela, combine: canela, açúcar mascavo e margarina. Verter sobre as nozes torradas. Coloque as nozes em uma assadeira e asse por 10 minutos de cada lado, virando uma vez.

OMELETE DE COGUMELOS E ESPARGOS

- ✓ 2 ovos
- ✓ 2 colheres de sopa de água
- ✓ 3 pedúnculos de espargos frescos, sem pedúnculo

✓ ¼ taça de cogumelos brancos cortados em fatias

✓ ¼ xícara de queijo mozzarella ralado com baixo teor de gordura

Pulverize a pequena frigideira com spray de óleo antiaderente e aqueça em fogo médio. Bata os ovos e regue levemente (à mão é bom). Despeje a mistura de água e ovo na frigideira.

Quando a parte superior estiver firme, coloque os espargos, os cogumelos e o queijo em metade da tortilha. Duplica a outra metade. Servir.

BRÓCOLOS COM QUEIJO E ALHO

✓ 1 libra de brócolos flores 2 dentes de alho, picados

✓ 2 colheres de sopa de azeite extra virgem

✓ ¼ copo de queijo fresco desfiado shredded (seu tipo favorito)

Vapor de brócolis em 2 polegadas de água por 2 minutos. Drenagem. Aqueça o azeite em uma frigideira em fogo médio, mexendo para cobrir o fundo da frigideira. Adicione o alho e salteie até ficar perfumado (cerca de 1 minuto).

Adicione os brócolos e salteie por cerca de 4 minutos, mexendo sempre. Retire a frigideira do fogo. Polvilhe queijo sobre brócolos. Um pequeno abanão.

AMÊNDOAS COM MANTEIGA E FEIJÃO VERDE

✓ 1 libra de feijão verde 3 colheres de sopa de manteiga
✓ ½ xícara (chá) de amêndoas picadas sal e pimenta a gosto

Cozinhe o feijão verde em um pouco de água salgada por cerca de 5 minutos. Drenagem. Em uma frigideira, refogue as amêndoas em manteiga por 2 minutos, mexendo frequentemente. Adicione o feijão verde e refogue por mais 2 minutos, mexendo frequentemente.

COUVE-FLOR CREMOSA

- ✓ 1 libra de couve-flor bouquets de couve-flor
- ✓ ¼ xícara de queijo ralado (parmesão ou o seu favorito)
- ✓ ¼ chávena de chantilly 1 colher de sopa de manteiga macia
- ✓ ¼ colher de chá de sal
- ✓ 1/8 colher de chá de pimenta

Couve-flor a vapor em 2 polegadas de água por cerca de 18 minutos ou até ficar macia. Se necessário, adicione água durante a cozedura a vapor). Drenagem.

Num liquidificador ou processador de alimentos, puré de couve-flor. Adicione outros ingredientes. Misture levemente. Colocar sobre um prato coberto e refrigerar. Pode ser reaquecido em lume brando.

BOLAS DE MEAT

- ✓ ½ libra de porco moído 1 libra de frango moído
- ✓ 1 cebola pequena, finamente picada 1 ovo
- ✓ 2 dentes de alho, picados 2 colheres de sopa de endro picado
- ✓ 2 colheres de sopa de óleo de canola
- ✓ sal e pimenta a gosto
- ✓ Pré-aqueça o forno a 375 graus. Em uma tigela, misture todos os ingredientes EXCETO óleo.
- ✓ Bem juntos. Faça cerca de 12 almôndegas com a mistura.

Aqueça o óleo em uma frigideira em

fogo médio e almôndegas marrons.
Transfira a frigideira (ou coloque
almôndegas em uma folha de biscoito ou
assadeira) e asse por 15 minutos ou até
que esteja totalmente cozida.

LISTA DE JOES

- ✓ 1 libra de carne moída
- ✓ 2 colheres de sopa de sal de cebola picado e pimenta a gosto
- ✓ ½ colher de chá de alho
- ✓ 1 xícara (chá) de tomate esmagado
- ✓ 3 colheres de sopa de açúcar mascavo
- ✓ 1 colher de chá de molho Worcestershire
- ✓ baixo teor de hidratos de carbono (ou pelo menos qualquer coisa menos branco!) pães ou folhas de alface

Doure a carne e escorra-a. Reduza o fogo para baixo. Adicione o resto dos ingredientes. Cozinhe lentamente durante cerca de 10 minutos e sirva em rolos de trigo integral ou multigrãos ou folhas de alface.

FRANGO RECHEADO

- ✓ 4 peitos de frango desossados e sem pele (divididos em dois) Parmesão (para polvilhar a gosto)
- ✓ 1 ½ copos de cogumelos picados 1 xícara de caldo de galinha
- ✓ 2 colheres de sopa de pimenta vermelha assada, picada 1 colher de sopa de água
- ✓ 1 dente de alho picado
- ✓ ¼ colher de chá de manjerona seca, esmagado 1 colher de chá de óleo de cozinha

Faça o recheio combinando cogumelos, alho, pimenta e manjerona em uma frigideira pulverizada com spray para cozinhar sem gordura. Termine quando os cogumelos estiverem tenros.

Faça uma abertura nos pedaços de frango para criar um bolso. Recheie com o recheio que acabou de fazer e polvilhe o bolso interior com queijo. (Se desejar, feche com palitos de dentes).

Brown frango em ambos os lados em uma frigideira, cozinhar em óleo. Adicione o caldo. Cozinhe em fogo médio-baixo até que o frango deixe de ser rosa por dentro. Sirva com caldo de carne derramado sobre o frango.

Conclusão

Só te quero dizer isto:

Basta lembrar que tudo não vai acontecer da noite para o dia e que vai levar tempo até que você veja uma mudança em sua vida para melhor.

Agora sim, desejo-lhe o melhor em seus resultados, e lembre-se, tudo é prático; teoria sem ação não tem utilidade para você. Traz tudo o que se aprende para a vida real.

Um grande abraço, o teu amigo Jessy!

Pela maneira, quando você conseguir

seus resultados pouco a pouco, eu recomendo-o altamente, se você quiser aprender muito mais sobre métodos de perder peso, eu recomendo-o altamente, meu livro, em "COMO PERDER 10 LIVROS DE PESO EM 10 DIAS RÁPIDAS", é um livro que eu sou certo lhe ajude muito em sua maneira à "saúde boa". Sem mais delongas, você pode encontrá-lo no motor de busca da Amazônia, como: "Como perder 10 libras de peso em 10 dias rapidamente" ou procurando meu nome, como: "Jessy M. Brown".... Mais uma vez, desejo-lhe sucesso nos seus resultados!